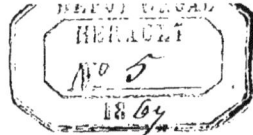

QUELQUES RÉFLEXIONS

SUR LES QUARANTAINES

ET

QUELQUES SOUVENIRS

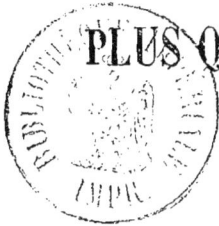

PLUS QUE SUR LE CHOLÉRA

PAR

Le Docteur VERNEY

Ancien élève de feu le baron Antoine Dubois ; Directeur de la Santé ; Médecin en chef de l'École navale, à Cette ; Membre de plusieurs Sociétés savantes, de celle de médecine pratique de Paris, etc., etc.; ex-Médecin, par intérim, des châteaux de Saint-Cloud et de Meudon.

MONTPELLIER

IMPRIMERIE TYPOGRAPHIQUE DE GRAS

1867

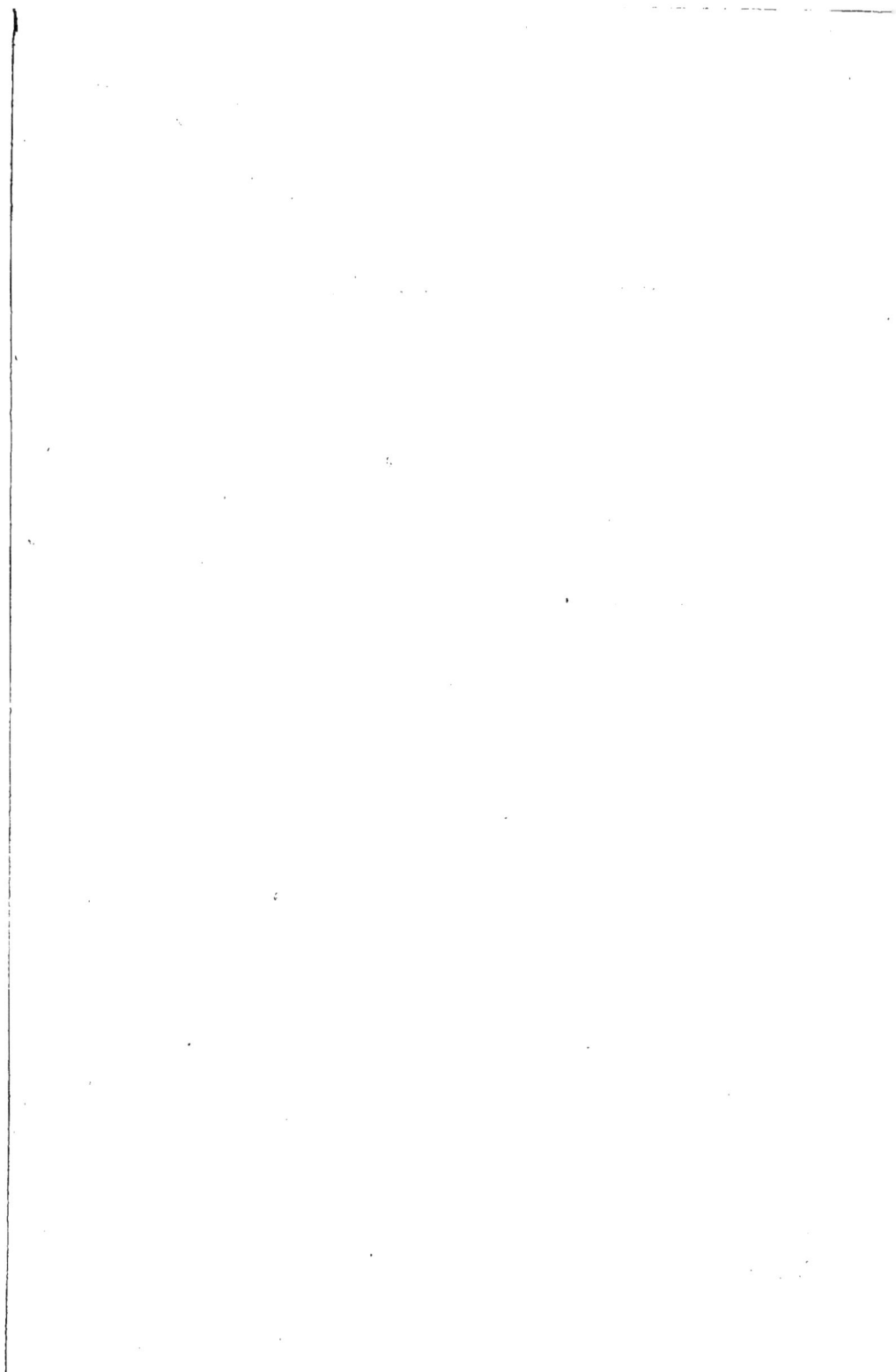

QUELQUES RÉFLEXIONS

SUR LES QUARANTAINES

ET

QUELQUES SOUVENIRS

PLUS QUE SUR LE CHOLÉRA

L'homme ne se forme pas tout seul : il
naît disciple de tout ce qui l'environne.

Ces réflexions nous ont paru de nature à répondre aux manifestations
d'une honorable Commission qui devait se rendre à Paris auprès de
Sa Majesté (si elle y eût adhéré), pour insister en faveur d'une restauration
presque complète du vieux système quarantenaire, manifestations qui
tiennent le public (ignorant dans ces sortes de choses), qui le tiennent
d'autant plus dans une pénible anxiété, que l'envie dénature tout et la
méchanceté empoisonne tout !

Le commerce (terme pris dans son sens propre), l'honorable commerce,
l'âme de cette industrie dont Colbert fut le fondateur, est vraiment trop
éclairé pour ignorer que la santé n'est qu'un nom, et la vie, un songe
qui n'est que le sinistre présage de ce voyage sans retour dans un monde
sans fin, auquel la nature a indistinctement condamné et ceux qui l'ont
honorée par leurs vertus, et ceux qui l'ont outragée par leurs vices !

Pourquoi donc, dès l'aurore d'une épidémie quelconque, dont les
États cherchent à affranchir les peuples qui se livrent à l'exportation et à
l'importation des marchandises, pourquoi, disons-nous, n'avoir seulement en vue que le plus prompt emmagasinage desdites marchandises,
jusqu'à se mettre même, avec plus ou moins d'aigreur, en opposition à
l'exécution des lois sanitaires ?

Mais c'est dans l'art de guérir que, pour le bonheur et la sécurité des gouvernements, reposent, pendant le règne des calamités publiques, l'espoir et la tranquillité comme les jours des citoyens

Malheureusement nous sommes insatiables! Le grand vice du caractère de l'homme est de ne pouvoir saisir avec justesse ce qui suffit, de vouloir toujours aller au delà; par cette voracité, nous perdons souvent plus que nous n'avions gagné, et une voix secrète, qui n'est rien moins que celle de la nature, nous dit : Adieu grandeurs! adieu chimères! que d'erreurs dans le songe de la vie humaine !...

« Tant que je n'ai rien eu, répondait Abdolonyme (descendant des rois de Sidon, et si pauvre, qu'il était réduit à cultiver lui-même un jardin pour subsister!), tant que je n'ai rien eu, disait-il, je n'ai manqué de rien. »

Les désordres du climat n'empêchèrent pas, il est vrai, que Porto-Bello (Écosse) ne devînt d'abord le théâtre du plus grand commerce qui ait jamais existé; mais ne faut-il pas tenir compte de l'instabilité des temps, de l'immense variété des choses humaines?

UN MOT SUR LES LAZARETS ET SUR LE CHOLÉRA

Les établissements qu'on appelle lazarets datent du moyen âge et seraient nés à Venise. Le premier qu'ait eu la France date de la fin du XVe siècle.

On compte 10 lazarets, dont 4 sur la Méditerranée : à Toulon, Marseille, Cette, Ajaccio, et 6 sur l'Océan : à Bayonne, Bordeaux, Lorient, Brest, Tatihou (rade de la Hongrie) et le Hoc (près du Havre).

A l'occasion des épidémies et des quarantaines qui en sont l'inévitable conséquence, la législation qui régit les lazarets est loin d'entraver le commerce, ainsi que le reconnaissent les personnes qui y voient plus qu'avec les yeux de la tête!

Le choléra épidémique (a-t-on dit avec raison) n'est, en effet, pas plus à redouter aujourd'hui qu'il ne l'a été dès l'origine; tout ce qui y voit avec les yeux de l'esprit conviendra que les mesures sanitaires de protection ne peuvent être pratiquées efficacement que contre les arrivages de mer, et que tout ce qui a été tenté en d'autres temps, tout ce qui, à plus forte raison, serait tenté du nôtre pour garder les voies de terre contre les communications venant de pays limitrophes infectés, est fatalement et absolument frappé d'une radicale impuissance.

C'est donc du côté de la mer seulement que l'on a dirigé le système sanitaire actuel et que l'on peut continuer à prendre des précautions compatibles avec les enseignements de la science et avec les exigences politiques et commerciales qui, en un pareil sujet, sont nécessairement dominantes.

Les grands ports sont donc, par la force des choses et en tout pays, le but et le théâtre de toutes les grandes mesures sanitaires. C'est là que l'on peut le mieux éprouver et juger la valeur des systèmes mis en pratique. Or il est satisfaisant et tout à fait opportun de constater que, dans la dernière épidémie cholérique qui a sévi en 1865 à Marseille, l'administration supérieure avait usé, avec autant d'énergie et de promptitude que de discernement, des pouvoirs dont elle dispose, et que l'enquête la plus minutieuse, les investigations même les plus ardentes et les plus intéressées, n'ont pu arriver à montrer un seul cas avéré de choléra que l'on pût rattacher, d'une manière positive, à un arrivage déterminé, qu'enfin aucun cas de choléra ne s'est déclaré parmi les passagers tenus en observation au Lazaret. — L'illustre inspecteur général Mélier, dont nous déplorons l'immense perte, ce grand homme plus qu'extraordinaire sous le rapport de ses vastes connaissances, non moins que sous celui des rares qualités de son noble cœur, — l'illustre Mélier, dans les travaux préparatoires de la conférence internationale, écrivait en 1851 : « On ne nie pas l'origine exotique du choléra, elle est évidente ; on ne nie pas non plus qu'il ne soit susceptible d'importation, beaucoup de faits tendent à l'établir. »

Les considérations qui précèdent et qui nous ont paru nécessaires pour écarter toute fausse interprétation, nous permettent maintenant de rechercher librement les motifs sur lesquels se fonde l'opportunité des modifications que le Comité a dû examiner.

D'une manière générale, il est permis de dire que tout système sanitaire destiné à prévenir l'introduction, dans une contrée, d'une maladie née sur un point plus ou moins éloigné, devra nécessairement suivre dans ses appréciations, les variations qui pourront se produire, soit dans le mode et le lieu d'origine du fléau, soit dans les voies par lesquelles il sera transmis ou importé.

De là cette conséquence d'un remaniement inévitable et plus ou moins fréquent des prescriptions sanitaires en rapport avec les changements que peuvent amener le temps, les progrès de la civilisation et le mouvement des relations internationales.

Quelle place occupe aujourd'hui la peste dans la pratique de notre régime sanitaire ? et, par contre, n'a-t-il pas fallu, il y a cinq ans, opérer pour la fièvre jaune la révision que l'administration a proposé d'étendre au choléra ?

En effet, pour ce qui touche cette dernière épidémie, il est impossible de méconnaître qu'au milieu des apparentes irrégularités qu'il a présentées dans sa marche, le choléra a toujours et partout suivi les courants que lui traçaient les déplacements des grandes masses d'hommes : les pèlerins hindous dans l'Inde, les caravanes dans la haute Asie et la Russie orientale, les armées à travers le Caucase ou dans notre expédition de Crimée, les émigrants en Amérique, les pèlerins musulmans de la Mecque, enfin en Egypte et sur le littoral de la Méditerranée.

Mais, à ce fait incontestable dans sa généralité, il en faut ajouter un autre plus nouveau et plus complexe : c'est que, d'une part, les transports maritimes sont, parmi toutes les voies d'importation, les plus faciles et les plus à redouter, en raison de la concentration du foyer épidémique dans le navire, et que, d'une autre part, en raison des circonstances particulières sur lesquelles il serait superflu d'insister et dont on a pu apprécier l'influence l'année dernière, par le rapide passage du fléau de la mer Rouge dans les ports de la Turquie, de l'Italie, de la France et de l'Espagne, la navigation a pris un accroissement considérable en nombre et en rapidité.

QUELQUES SOUVENIRS SUR LE CHOLÉRA-MORBUS

> Les générations successives ne se contentent pas toujours des traditions établies par leurs ancêtres.

Le choléra ou choléra-morbus, maladie appelée aussi choléra–nostras, trousse-galant, *passio cholerica*, *choléra mort de chien* (dans l'Inde), et connue dès la plus haute antiquité, devrait, telle est du moins notre manière de voir, devrait perdre d'autant plus de son intensité qu'il aurait parcouru plus d'espace !

Il faudra du temps et de la patience pour rassembler toutes les observations que d'intéressantes recherches sur ce terrible fléau ont permis de recueillir, afin de montrer ses caractères pathologiques et bien saisir, de même que dans toute maladie, les principales indications, et ce ne sera pas nous qui expliquerons la cause première de cet horrible fléau dont Dieu châtie les hommes ! *Quousque tandem, cholera, abutere vitá nostrá?*

Des dérangements dans les fonctions digestives ont été le plus souvent le prélude de l'épidémie ; ces dérangements n'ont fort heureusement pas affecté toute une population, pas plus que le choléra n'a attaqué tout le monde.

Par la succession du temps et par les progrès de la constitution épidémique, les individus les plus impressionnables à son influence ont fini par la subir, tout à fait, et ils ont eu le choléra.

D'autres, ceux qui jusqu'ici n'en avaient éprouvé aucune atteinte, en ont enfin ressenti le premier degré, et ils ont offert aussi le premier degré de la maladie qu'elle détermine, résultat, a-t-on dit, d'un empoisonnement miasmatique. Ce premier degré, nous l'appellerons cholérine, parce qu'on s'était servi du même mot pour désigner la même affection à une époque où l'on voulait différencier les préludes du choléra lui-même.

La cholérine, sorte d'avant-garde, est donc le diminutif du choléra dans sa cause, dans ses symptômes, dans sa marche, et il doit être considéré de même dans son traitement.

Un fait certain, c'est que, depuis l'invasion de l'épidémie en 1832, il n'y eut pas un huitième de la population de Paris, que nous habitions alors, qui n'offrit des symptômes appartenant à une même affection.

En écartant les effets de la commotion morale que chacun peut éprouver plus ou moins à l'arrivée du choléra-morbus, presque tous les habitants de la capitale, à quelque classe qu'ils appartinssent, présentèrent en peu de jours les symptômes d'une maladie identique, modifiée seulement dans ses degrés et dans ses apparences secondaires.

Les uns avaient perdu l'appétit, ils éprouvaient du malaise après avoir mangé, des borborygmes (bruit sourd produit par le déplacement des gaz contenus dans le canal intestinal, soit que ces gaz soient exhalés en plus grande quantité qu'à l'ordinaire, soit qu'ils circulent plus péniblement); ils éprouvaient, disons-nous, des borborygmes pendant la digestion, et surtout pendant la nuit.

Il n'y avait pas encore de coliques, mais bien ce sentiment d'inquiétude, de torpeur et de tension intestinale, qui, ordinairement, annonce un dérangement plus considérable.

A ces symptômes d'embarras gastrique s'en joignaient d'autres qui appartiennent aux fonctions de l'innervation. L'intelligence était moins excitée, moins vive ; en même temps que la force musculaire était affaiblie, les facultés intellectuelles perdaient de leur énergie.

Chez d'autres, le trouble dans les fonctions était déjà plus considérable ; des envies de vomir, des borborygmes accompagnés de coliques, de sueurs spontanées, de lassitudes plus grandes, de défaillances subites, enfin du dévoiement, se manifestaient.

Cet état peut être passager, et alors il ne constitue qu'une simple indisposition qui se dissipe d'elle-même ou par les secours de l'art; car, fort heureusement, nous sommes loin d'imiter les anciennes coutumes en Prusse : on tuait les valétudinaires, les estropiés, les malades et tous ceux qui ne pouvaient travailler ! les enfants avaient coutume d'étrangler ou de suffoquer avec des oreillers leurs pères et mères accablés de vieillesse ou de maladie !... On ne connaissait point alors les fusils à aiguille !...

Hélas! l'homme (que nos illustres pères en médecine regardaient comme un assemblage, un abrégé de toutes les merveilles qu'ils admiraient dans la vaste étendue de l'univers), ce même homme, a-t-on dit avec raison, naît animal, et, à certains égards, il reste tel toute sa vie, quoiqu'il porte sur son front, dans l'œil, dans son air, les titres de l'empire que le Créateur lui donna sur tous les animaux et en toute manière;

Cet état, disions-nous, peut être passager, et alors il ne constitue qu'une simple indisposition qui se dissipe d'elle-même ou par les secours de l'art; si elle continue un, deux ou plusieurs jours, elle devient, dès lors, une véritable maladie, qui paraît mériter d'autant plus d'importance qu'elle est souvent suivie du choléra-morbus lui-même, comme aussi elle peut s'arrêter dans ses propres limites.

C'est à cette affection complétement réalisée qu'on peut donner le nom de cholérine. A ce degré, la cholérine affecte principalement les organisations faibles, délabrées, celles qui sont usées soit par les excès et les fatigues, soit par l'âge, dont on ne réchauffe pas toujours les glaces, ou par d'anciennes maladies.

Que d'abus divers, grand Dieu! sur l'usage des liqueurs fortes, mais surtout de l'absinthe et du vin ! Usons, n'abusons pas ! Certes, il est bien permis de boire, mais non jusqu'à l'ivresse, vice à peu près incurable! Outre les maux physiques que produit l'ivrognerie (ce vice grossier et brutal), elle porte encore ses funestes effets sur le moral, et ôte à l'âme sa vigueur et son énergie : l'ivresse est une infraction de la loi naturelle qui défend à l'homme d'aliéner sa raison.

L'excès du vin rend furieux dans les pays chauds et occasionne la stupidité dans les pays froids. L'usage du vin doit être tempéré par le cristal des fontaines, mais non point par celles d'un trop grand nombre de débitants! Enfin, comme l'a dit le bon Plutarque, il faut calmer les ardeurs de Bacchus (*consolatio vini*) par le commerce des nymphes.

Qui ne sait que des plaisirs trop fréquents mènent à la satiété, et les excès, au dégoût de la vie, et souvent chez le roi des ombres ! Le premier jour est une sorte de continuelle succession de vives jouissances ; le deuxième devient une passion tiède ; on bâille de satiété et d'ennui dès le quatrième !..... Telle est l'histoire tout entière d'un trop grand nombre d'hommes ! Trop répétés, les plus grands plaisirs finissent par leur devenir à charge, et l'habitude leur est un remède aux plus grands maux ! L'habitude a ses exigences comme ses avantages : c'est à cause d'elle que les aliments, même les plus nourrissants, veulent être variés ; trop uniformes, l'estomac resterait indifférent à leur contact, et la nutrition en pâtirait. Les médicaments, il faut également les varier, il faut en élever la dose, il faut en interrompre et en faire alterner l'usage, si l'on veut toujours en obtenir les mêmes effets.

L'abus du tabac conduit à l'ellébore (célèbre dans les fastes de la médecine ancienne), et la longue habitude des remèdes finit par nous rendre les poisons même nécessaires.

Mithridate le Grand, roi de Pont (et le plus terrible ennemi des Romains après Annibal) et la Brinvilliers, célèbre empoisonneuse, exécutée le 16 juillet 1676, dont le mot favori (Sévigné) était de répéter souvent : « Quand un homme déplaît, il faut lui donner un coup de pistolet dans un bouillon » ; Mithridate et la Brinvilliers avaient obtenu l'habitude de s'abreuver, sans risque ni danger pour la vie, des substances les plus vénéneuses : l'un voulait ainsi se mettre à l'abri des poisons ; celle-ci ne voulait que s'assurer de leurs prompts effets sur ses victimes projetées !

Revenant à nos moutons, il est donc rare que le choléra ne vienne frapper les individus qui présentent ces conditions. L'observation de plus de 1,200 malades a prouvé que les neuf-dixièmes à peu près des cholériques amenés dans les hôpitaux avaient éprouvé les symptômes de la cholérine avant d'être pris du choléra ; ce qui offre quelque lueur d'espérance lorsqu'on répond, en temps opportun, à la cholérine, de même qu'à bien d'autres maladies, d'abord vraiment connues, par l'emploi d'une médecine ecclectique et raisonnée.

Les uns accusaient, depuis quatre à cinq jours, du dévoiement, des défaillances, des sueurs spontanées ; les autres avaient des envies de vomir, quelques vomissements ; quelques-uns offraient déjà, mais à un faible degré, les premiers symptômes du choléra intense, tels que crampes, froid des extrémités et du corps, douleurs plus ou moins accentuées à l'estomac et dans le ventre ; de telle sorte qu'il est impossible de ne pas reconnaître dans cet appareil de symptômes le premier produit de la cause générale finissant par compléter le choléra-morbus

On concevra, dès lors, combien il importe de prévenir la cholérine quand elle n'existe pas encore, et d'en arrêter les progrès une fois déclarée.

Avec malaise, sans dérangement notable des fonctions, observer avec sévérité les règles de l'hygiène, manger beaucoup moins à la fois et doucement, la première digestion se faisant dans la bouche : pas de mastication, pas de digestion ; pas de digestion, pas de nutrition !

Ne manger que lorsque la digestion du repas précédent est complète, et s'en tenir à quelques légers bouillons si l'on n'éprouve pas le sentiment prononcé de la faim. Ce précepte est plus important qu'on ne pense.

Que de personnes ont été prises de coliques, de dévoiement et de vomissements pour avoir mangé en temps inopportun, et une plus grande quantité d'aliments que les besoins de l'économie ne l'exigeaient.

Lorsque les borborygmes et les premières coliques persistent, s'abstenir de tout aliment solide, éviter le moindre refroidissement ; le soir, avant de se mettre au lit, prendre un léger infusé de thé et tilleul ou de camomille édulcoré avec le sirop de fleur d'oranger ou de menthe, avec addition d'une petite cuillerée de sirop de pavot blanc.

Provoquer, par la chaleur des couvertures, de fers chauds, d'eau chaude, par la sauge, le sureau, le coquelicot, une transpiration prononcée et convenablement soutenue. Si les coliques augmentent et sont suivies de quelques garde-robes, on peut obtenir quelques succès avec une ou deux doses de poudre de Dower, de 5 à 6 grains chacune, prenant une légère décoction de riz et gruau par parties égales pour boisson avec du sirop de coings ou de gomme.

Aux moyens précédents, on joint des bains tièdes, puis un peu froids s'il est possible. Ces bains conviennent surtout aux personnes irritables chez lesquelles l'influence de la peur s'est associée à l'influence épidémique.

Distinguer entre les symptômes gastriques produits par la constitution régnante seulement, et ceux qui paraissent dus à des émotions vives et continuelles.

Dans le premier cas, il y a peu ou point d'irritation proprement dite : la bouche est pâteuse, mais peu chaude ; le malade éprouve à l'estomac un sentiment de plénitude et de pesanteur qui peut faire appel à la douleur, mais cette douleur n'est ni brûlante ni accompagnée de soif vive, d'ardeur et de sécheresse à la gorge, de pincement et de resserrement spasmodique à l'estomac, comme quand il s'y joint une réaction morale continue.

Dans le second cas, les symptômes prennent plutôt le caractère de la cause qui les provoque. Cette différence, peu importante quand les symptômes sont peu prononcés, le devient davantage lorsqu'ils ont acquis plus d'intensité.

La cholérine dépendant exclusivement de la constitution épidémique, exige, une fois arrivée à son *summum*, des moyens presque entièrement opposés à ceux qui conviennent contre la diarrhée produite par la première cause.

Lorsque la diarrhée épidémique existe déjà depuis un jour ou deux, et qu'elle a résisté à la diète et aux boissons légèrement astringentes, ou même lorsqu'elle débute avec des apparences de durée, telles que langue suburrale, envies de vomir, perte d'appétit depuis plusieurs jours, céphalalgie sus-orbitaire, anéantissement des forces, sueurs spontanées, vite recourir à l'ipécacuanha administré comme vomitif, de 25 à 30 grains en deux fois, à vingt minutes d'intervalle. Cet évacuant a la merveilleuse propriété d'arrêter subitement la diarrhée et même les vomissements, quand ils existent.

Dans des cas même où l'estomac serait le siège d'une douleur persistante, ne pas négliger l'emploi de l'ipécacuanha. L'essentiel est de savoir distinguer la nature de la douleur.

Lorsqu'elle est due à une concentration irritative vers l'estomac, sous l'influence des causes déjà déterminées, il faut s'en tenir aux lavements et aux bains émollients, à quelques sangsues à l'anus et sur la région épigastrique.

Des demi-lavements avec addition de quelques gouttes de **laudanum** produisent d'assez bons effets ; mais, hors ce cas, ne pas hésiter à prescrire l'ipécacuanha. Sur 12 cas de choléra qui ont eu la cholérine pour origine, on aurait pu en prévenir la moitié si l'on avait employé à temps cette médication.

Cette précaution ne doit d'ailleurs pas faire craindre de provoquer l'explosion du choléra-morbus, car la plupart des praticiens de la capitale donnaient la préférence à ce moyen comme premier et principal agent du traitement du choléra.

Somme toute, la cholérine nous paraît produite, dans ses différents degrés, par l'influence plus ou moins prononcée de la constitution épidémique. Abandonnée à elle-même, elle est susceptible de donner naissance au choléra-morbus, dont la thérapeutique ne paraît pas plus avancée aujourd'hui à Paris qu'ailleurs ; *infeliciter!*

Le choléra reconnaît-il pour point de départ, pour origine, des effluves marécageux, modifiés d'une manière particulière par la chaleur du climat, et cette origine peut-elle être placée aux bords du Gange, dans la presqu'île de l'Inde, opinion controversée ? Le choléra n'en est pas moins jusqu'à présent un terrible et invincible fléau, qui se propage d'autant plus à notre insu que les lois de sa propagation échappent à l'observation !

Il résulterait toutefois, de la considération de l'ensemble de l'épidémie, que la chaleur semble favoriser son développement, tandis qu'une basse température paraît, sinon l'arrêter complétement (puisqu'il peut se montrer en tout temps), du moins l'atténuer beaucoup.

La misère, tant d'excès divers auxquels on se livre croyant à une garantie, les mauvaises conditions hygiéniques, les diverses émanations putrides qui infectent l'air des localités dont les rues sont étroites, irrégulières, sales ; les populations pauvres et malheureuses, toutes ces causes, nous ne saurions trop le répéter, paraîtraient favoriser l'action des miasmes délétères qui exercent une influence pernicieuse sur la santé.

Contagieux, les miasmes répandus dans l'atmosphère n'ont besoin que d'être en contact avec la membrane muqueuse de l'appareil respiratoire ou le système cutané.

Une maladie contagieuse, miasmatique, une fois produite par une cause locale quelconque, n'a plus besoin, pour se propager, de l'intervention des causes qui lui ont donné naissance ; elle se reproduit en quelque sorte d'elle-même ; elle se transmet d'individu à individu, indépendamment, jusqu'à un certain point, des conditions atmosphériques.

Invasion ou explosion grave du Choléra

Le malade commence à se refroidir d'abord par le nez, les joues et les extrémités ; le froid gagne ensuite le tronc, et la circulation qui, dès le commencement, avait été très-faible, se ralentit, cesse d'abord de se faire dans les extrémités, qui deviennent d'un bleu violet (cyanose ou période algide, *algidus*, qui glace), puis dans le tronc, où l'on entend avec peine, l'oreille appuyée sur la poitrine du malade, les battements du cœur, faibles et peu distincts.

Au commencement de cette même période, le facies a pris un caractère tout à fait spécial, et qui fait reconnaître, à cinquante pas de distance, les malades que l'on voit se succéder.

Les yeux sont d'abord cernés d'une large bande d'une couleur qui se rapproche de celle du bronze, et offrent toujours un degré d'enfoncement très-prononcé, même chez les personnes douées d'un embonpoint considérable ; les yeux sont ternes, et la sclérotique (du grec *skleroô*, j'endurcis) nom d'une des membranes de l'œil, présente une injection portée souvent jusqu'à de larges ecchymoses (*ecchimoma*, répandre ; par ecchymoses, on entend des taches livides, noirâtres ou jaunâtres) ; le regard est morne, tout le facies exprime une souffrance profonde, un affaissement complet.

Le choléra, dans son début, n'agit pas toujours de la même manière sur les individus déjà atteints. Parfois peu intense et facile à vaincre ; mais plus d'une fois l'attaque est prompte et terrible ! Les vives douleurs à l'épigastre, la céphalalgie avec tintements d'oreille intempestivement traitées, doivent inspirer des craintes sérieuses.

Malheureusement, il n'est pas toujours facile de pouvoir prédire si l'affection sera légère ou redoutable, et nos données à cet égard ne sont rien moins que conjecturales.

Toutefois, maîtrisons, maîtrisons assez notre imagination pour ne point adresser un traitement incendiaire à une maladie imaginaire ! Mais c'est précisément dans l'adversité, dans le malheur, de quelque nature qu'il soit, qu'il faut déployer le plus de courage, de force d'âme ! La fermeté dans le malheur n'est pas une vertu commune ; l'âme rassemble alors toutes ses forces et ne craint pas d'affronter les destins avec lesquels elle se mesure ainsi.

L'imagination, chez les esprits faibles, crée ou enfante des conceptions bizarres, extravagantes : peur, crainte violente, mouvement par lequel l'âme est excitée à éviter un objet qui lui paraît dangereux. La peur trouble l'esprit ; on s'exagère ce qu'on craint ; enfin, on devrait se commander assez de manière à rivaliser un peu moins avec le lièvre !

Loin de nous donc cette déplorable influence de la peur ; usons d'une alimentation convenablement analeptique, mais avec un peu plus de sobriété dans la recherche des plaisirs de la table, ne gardant qu'un passager souvenir du splendide repas donné par Syphax à Scipion, non moins que de celui de Crassus qui (dans un temps où le choléra ne donnait aucun signe de vie bien ailleurs qu'à Rome, capitale du Latium, fondée par Romulus l'an 753 avant J.-C.) fit, pour régaler cette capitale, dresser 22,000 tables qui furent servies avec autant de délicatesse que de profusion !

Antiphane, médecin grec, né dans l'île de Délos (IIe siècle avant J.-C.), Antiphane, cité par Galien et Cœlius Aurélianus, attribuait la principale cause des maladies, chez l'homme, à la trop grande variété d'aliments : *Qui abstinens est, adjiciet vitam.* (*Eccl.*, 37, 34.)

Non, ne soyons pas sourds à la voix de l'hygiène, fille de la nature, et aussi ancienne que les hommes. Habillons-nous, surtout dans les circonstances où les épidémies moissonnent indistinctement tout ce qui est sur leur passage !

Chez les nations civilisées, les habits devinrent un des premiers besoins de l'homme ; mais on se couvre aujourd'hui plus pour faire voir sa couverture que pour défendre le corps des injures de l'air, et le commun des hommes de ne voir et de ne juger les hommes que sur la figure, l'habit, le faste, les dignités !

Que la vérité s'élance pure et brillante de son berceau ; elle n'est, dit saint Augustin, ni à vous, ni à lui, ni à moi, mais à nous tous, qu'elle appelle avec force à la révéler !

La principale destination des femmes étant de plaire par les agréments du corps, par le brillant et la légèreté de leur esprit, par la finesse du goût et la délicatesse du sentiment, les dames, sous Louis XIV, découvraient leurs épaules. Dans toute l'Europe, elles ne se contentent pas de faire voir leur gorge, elles la découvrent, l'étalent même, non point à l'instar de sainte Agathe, sur une coupe d'argent, mais l'étalent sans rougir et sans penser quelquefois à ce qui peut en résulter de mal !

De nos jours, on étage la robe pour montrer la nuance des jupons surchargés d'ornements aussi ridicules que superflus ! Encore un peu, et avec la même décence que ne soulèvera-t-on pas ?

Hélas ! les observations déplorables que nous possédons sur l'usage d'une certaine cage de baleine propre, dit-on, à soutenir...... c'est-à-dire à rider et déformer le corps des femmes (descendantes d'Eve pourtant), des femmes, un des plus grands mobiles et un des principaux liens de la société, le plus souvent à soutenir ce qu'il n'y a pas ou ce qu'il n'y a plus !

Tel est, néanmoins, l'absurde ascendant des modes sur l'esprit humain, qu'elles tendent presque toujours au ridicule, à la dépravation des mœurs et à la destruction de la société !

Le sexe (la plus belle fleur du jardin de la vie), qui a autant et souvent plus de pétillant esprit que l'homme, autant et souvent plus de sagacité pour choisir le meilleur parti dans un cas désespéré, le sexe, qui peut même augmenter l'esprit de l'homme en pensant avec lui, ce sexe, partout plein de vanité pour plaire aux hommes, a toujours cherché plus sous l'égide de Comus que sous celle de Danaé, cherché dans le secours des ornements étrangers les grâces que la nature lui a souvent refusées !

Mais, à l'occasion des observations déplorables dont nous venons de parler ci-dessus, suit-on toujours l'avis du médecin ? On se moque même de ce qu'il y a de respectable, de sacré !

« Si je faisais (écrivait pourtant le philosophe de Genève au sublime auteur des *Etudes de la Nature*, Bernardin de Saint-Pierre) une nouvelle édition de mes ouvrages, j'adoucirais ce que j'ai dit contre les médecins. » C'est-à dire que le célèbre écrivain Jean-Jacques eut adouci quelques-unes de ses injustes boutades causées par des douleurs continuelles de vessie !

Il n'y a pas d'état (J.-J.) qui demande plus d'étude que le leur ; dans tous les pays, ce sont les hommes véritablement utiles et savants.

Tous les arts, disait un écrivain, peuvent bien être l'ouvrage des hommes, mais la médecine sort de la main des dieux !

Considérez, a-t-on dit avec raison, à quelles études sévères, à quels travaux rebutants, les médecins se dévouent ! de quels sacrifices continuels leur vie se compose ! quels importants services peuvent en recevoir les individus, la famille, la société ! Ce ne sont pas seulement des victimes arrachées à la mort ou à la douleur qui les rendent recommandables, ce sont les intérêts les plus chers au cœur de l'homme remis entre leurs mains ; c'est l'espoir d'un mari, d'une épouse, d'un fils éploré, d'un père, d'un ami tendre ; c'est le sort des infortunés qui craignent de survivre aux objets de leur attachement ; ce sont les secrets des familles confiés à leur sagesse, à leur probité fidèle ; ce sont, enfin, la paix et l'espérance portées dans les âmes, quand ils ne peuvent plus donner que cela ; car tel est le charme de la vertu bienfaisante et courageuse, qu'elle n'a pas besoin de secourir le malheur pour le consoler, et que sa vóix seule verse des douceurs sur toutes les plaies !

Les médecins aiment leurs semblables, ils aiment à les servir; mais ils ne sont pas révoltés de leur ingratitude ; ils savent même y trouver des douceurs ignorées du vulgaire, car, sentir profondément qu'elle ne peut refroidir leurs projets de bienfaisance, ni flétrir dans leurs cœurs les douces émotions de l'humanité, est sans doute bien au-dessus du plaisir que l'aspect de la reconnaissance procure.

A leurs yeux, comme à ceux du législateur, il n'y a que des hommes : la vie du puissant ou du riche ne leur est pas plus précieuse que celle du faible ou de l'indigent. S'ils se permettent quelques acceptions de personnes, c'est en faveur des bienfaiteurs de la patrie, des sages qui l'éclairent, des grands artistes qui l'honorent; s'ils pensent quelquefois pouvoir refuser leurs secours, ce n'est qu'à des malfaiteurs publics, contre qui la vengeance de la société se trouve quelquefois impuissante. Non contents de faire le bien, ils emploient tout l'ascendant de leur ministère à le faire aimer aux autres; non contents de se nourrir des leçons de la sagesse, i's emploient la confiance intime dans laquelle ils sont admis à propager toutes les vérités utiles. Quand le devoir l'exige, ils savent braver les haines, les dangers, la contagion et la mort.

En les voyant entrer dans une ville pestiférée, ou respirer les vapeurs pernicieuses d'une fièvre maligne, vous les plaignez peut-être? Ah ! c'est vous sans doute qu'il faut plaindre , si vous ne sentez pas que ce dévouement porte avec lui son salaire, et que l'état de l'âme qui l'inspire est accompagné des plus douces comme des plus nobles jouissances ! Enfin, quand le moment approche de payer eux-mêmes le tribut inévitable qu'ils ont vu payer à tant d'autres, reportant les yeux sur la carrière qu'ils ont parcourue, ils n'y voient rien qui ne les remplisse du plus pur contentement, et leurs dernières paroles sont encore des actions de grâce à l'arbitre éternel de la vie et de la mort, et l'expression touchante d'une vertueuse sécurité.

Tel fut jadis le grand Hippocrate ; tel était, à la fin du dernier siècle, le sage et bon Sydenham ; tels ont été les Van-Swiéten, les Dehaen, les Pringle, les Morgagni, les Rosen, les Antoine Petit, les Ribeiro Sanchez, les Dubreuil, etc., etc, dont les travaux ont servi l'humanité, dont les noms sont la gloire de l'art, et dont l'exemple, offert à l'émulation de la jeunesse, peut encore servir à former d'âge en âge des hommes dignes de les remplacer.

Il abillons-nous, disions-nous ci-dessus, car, n'en déplaise à Condillac, sans abandonner le principal sujet, plus d'un écrivain ne se perdent pas toujours dans leurs digressions variées, souvent intéressantes et qui, comme dans la musique, délassent un peu l'esprit par quelque temps de repos! habillons-nous, et guerre incessante à tout ce qui est fangeux, infect, puisque d'ordinaire les cas les plus nombreux rencontrés dans la pratique civile appartiennent aux quartiers les plus mal surveillés, les moins salubres, tels que les rues étroites, tortueuses, sombres, avoisinant des marchés qui, eux-mêmes ainsi que les égouts et tous autres points suspects dans chaque localité, devraient être largement et journellement lavés avec un lait de chlorure de chaux. Mais ce qui a fixé notre attention, c'est que, du moment où une épidémie s'éteint, toute sollicitude, et toute mesure hygiénique cessent !

Fuyons ce qui pourrait porter sur les intestins une action par trop laxative, mais en les tenant propres en tout temps ; la plus grande réserve à l'égard des purgatifs. Quelques amylacés, quelques opiacés sous différentes formes conjurent la diarrhée dès son aurore. Le plaisant, le mélancolique Molière, qui jugeait de si haut la médecine, disait : « *Opium facit dormire, quia est in eo virtus dormitiva.* »

Quant au traitement du choléra, peu connu, et à l'occasion duquel l'emploi d'une médecine symptomatique nous a plusieurs fois servi bien ailleurs qu'à Paris, à notre égard surtout, il n'est pas un médecin qui n'ait sur ce point sa propre expérience.

Quelle infinie variété d'agents thérapeutiques employés contre le choléra ! Aurait-on tout tenté, tout expérimenté ? Les boissons émollientes et légèrement acidulées, la glace, le rhum, des liquides gazeux, la potion de Rivière, la décoction blanche de Sydenham, l'eau de Seltz, les opiacés intérieurement et extérieurement, les frictions chaudes, les plus puissants sudorifiques, les toniques, etc.

Fuir toute agglomération, disséminer les cholériques, surtout dans les hôpitaux, où il devrait y avoir des salles *ad hoc*, comme on le fit à Saint-Mandrier, près de Toulon, à l'occasion du typhus qui, dans l'hiver de 1829 à 1830, décima le bagne. Grâce à cette heureuse mesure, l'épidémie diminua sensiblement d'intensité.

L'hôpital Saint-Mandrier , construction monumentale, dont on voulait faire une écode de marine, réunit toutes les conditions que doit présenter un hôpital destiné à une épidémie.

Son isolement dans une presqu'île à une lieue et demie de Toulon ; sa situation sur le bord de la mer , de même que l'ancien Lazaret de Cette ; son exposition aux vents N.-O. et de N.-E. qui règnent le plus habituellement dans nos pays ; l'étendue de ses corridors, la grandeur de ses salles percées d'innombrables ouvertures, semblent rendre impossible le séjour de cet hôpital avec toute idée d'infection.

Pourquoi ne pas avoir en réserve et de manière à être fort utilement employé dans un temps donné, un ou plusieurs vastes édifices, ne fussent-ils qu'en briques ou en bois sur un point donné dans chaque localité ?

A l'occasion de constitutions épidémiques ou bien pour le logement de troupes, ou bien encore pour quelque exposition, de telles constructions à demeure et entretenues feraient bénir la mémoire de leurs auteurs tout en rendant de grands services même à l'occasion d'incendies !

Le Choléra est-il contagieux ?

L'idée de la contagion (Fouquet) entraîne nécessairement la nécessité de la désinfection.

Le choléra, dans le plus grand nombre de cas, ne serait point contagieux, et cela d'après un point de doctrine assez généralement admis ; toutefois convenons qu'en 1831 certains faits ont offert des apparences de contagion tellement spécieuses qu'ils ont ébranlé plus d'une conviction et laissé au moins plus d'un doute dans les esprits les plus positifs.

Plusieurs individus, mis en rapport avec des cholériques, ont été atteints du choléra. Des individus, venant d'un lieu infecté, ont été pris du choléra et l'ont communiqué à ceux avec lesquels ils étaient le plus en rapport.

Le 24 juin 1849, alors que nous étions de service au poste médical de la Crèche-Chaillot, à Paris, nous fûmes appelé à Chaillot même, avec M. le docteur Guillemau, pour voir un cholérique mort dans la nuit, tant son état était grave (diarrhée blanche, crampes, vomissements, tintements d'oreilles).

Au moment où le malade vomissait, et avec le même sang-froid dont nous usâmes, le 15 mars 1854, chez M. Germain Denamiel (café et restaurant des Bains de mer, à Cette), en nous inoculant au bras gauche et à deux reprises du virus pris au visage de sa fille (variole très-intense dont elle guérit), au moment, disons-nous, où le malade de Chaillot vomissait, nous plongeâmes l'index droit dans les matières et le mîmes en contact avec la membrane buccale, crachant, nous rinçant immédiatement après, et à plusieurs reprises, la bouche avec du fort oxycrat (eau vinaigrée).

L'honorable et savant confrère, témoin oculaire d'une telle épreuve, *assez rare du reste*, demeura un instant consterné, nous fustigea, et nous lui donnâmes le bras tant il était ému !

A part le danger de la contagion, qui, d'après nous, pourrait être à craindre par le contact immédiat avec un cholérique dont l'appareil tégumentaire serait plus ou moins haliteux (ce qui pourtant est d'aussi bon augure que la présence de la bile dans les matières vomies), il faut, ainsi que nous l'avons dit, se tenir compte de la terrible influence de la peur sur les esprits faibles, déjà démoralisés par la maladie et presque tout d'un coup altérés par cette révélation inattendue: Voilà, voilà le choléra !

Hélas! combien de fois n'a-t-on pas vu le choléra là même où il n'existait pas !

Un médecin qui avait des obstructions, ne voyait que des obstructions chez tous ses malades (Zimmerman); et, tandis qu'un curé voyait un bénitier dans la lune (Helvétius, *de l'Esprit,* tome I, p. 15), une jeune et jolie femme aux beaux yeux y voyait, entourée des splendides fleurs d'or du firmament qui éclaire l'espace, une de ses palpitantes montagnes de lait, fraise, assise, comprise ! (Dr Verney).

Un mot relativement à la bile dont nous venons de parler.

De toutes les humeurs dans le corps humain, la bile, d'où jaunisse, ictère d'*icteros,* nom grec, de l'oiseau appelé loriot, dont le plumage est d'un vert tirant sur le jaune (*Plinius*, Hist. *mundi,* lib. XVX, c. ii.); la bile, matière animale particulière, liquide, amère, jaunâtre ou verdâtre, savonneuse, dont la sécrétion se fait dans le foie et qui se rend immédiatement dans le duodénum, sous le nom de *bile hépatique,* ou séjourne d'abord dans la vésicule du fiel, d'où elle coule ensuite, sous le nom de *bile cystique,* dans le duodénum, pour servir à la digestion ; la bile, enfin, la plus acre de toutes les humeurs, est à l'autopsie des cholériques, épaisse, abondante, filante et tout aussi noire que le sang, qui offre un éclat brillant qu'on ne lui voit pas habituellement, tout en étant plus épais, plus visqueux qu'à l'ordinaire et semblable à du raisiné.

Si donc, par la puissance d'un agent délétère inconnu, la bile afflue en trop grande quantité dans l'estomac ou dans l'intestin duodénum, il peut, aìnsi que le dit Tissot, survenir des vomissements, des coliques, des diarrhées, le flux et l'inflammation de la membrane muqueuse, qui revêt l'intérieur des organes digestifs.

Puisque les plus anciens observateurs reconnurent des maladies contagieuses (Thucycide, *Description de la peste d'Athènes*; Galien également, en recommandant de fuir les personnes atteintes de fièvres pestilentielles), disons un autre petit mot relativement à la contagion.

La gale, la syphilis. l'hydrophobie se communiquent par contact ou inoculation. La petite vérole (variole), maladie qui prit naissance en Egypte, d'où les Arabes la répandirent dans les pays où ils portèrent leurs armes; la petite vérole, inconnue du temps d'Hippocrate, où l'on observait la lèpre (*lepra*), dont parlent Galien, Paul d'Egine et Aétius, avant que les médecins arabes la confondissent avec l'éléphantiasis; la petite vérole, dont on trouve la première mention dans *Aaron d'Alexandrie*, ouvrage traduit en arabe en 683 de J.-C.; la petite vérole, disons-nous, la rougeole, phlegmasie cutanée, la petite vérole volante (*febris variolosa*) la coqueluche, la scarlatine, le mal de gorge malin (angine maligne), par le contact et par l'atmosphère.

La peste (maladie éminemment contagieuse, endémique dans le Levant, souvent épidémique, et qui ne fut point observée en Egypte pendant plus de 400 ans lors du règne des prêtres d'Isis, l'une des divinités principales des Egyptiens), la fièvre jaune, le typhus des prisons, des vaisseaux, des hôpitaux, des marais, le choléra, la dysenterie se communiquent par les individus dans une atmosphère impure.

Attribuant la propagation si facile de la peste de Jaffa au découragement de l'armée, Desgenettes se l'inocula pour relever le courage des soldats; stimulation qui fut suffisante pour arrêter les progrès de la contagion.

Cependant ce savant courageux n'ignorait pas que la seule observation des phénomènes de la santé et des maladies avait fait connaître aux anciens que la surface du corps exerce une sorte d'affinité d'attraction sur les substances mises en contact avec elle. *Aspirabile totum corpus tam foras quàm intro.* (Hipp., *de Morb. vulgar.*, lib. VI, sect. VI.)

Le Choléra est-il contagieux, disons-nous ?

Dans la salle des femmes, service de M. Chomel, à Paris, une malade fut prise du choléra; successivement plusieurs autres en furent atteintes.

Dans la salle des hommes, le choléra n'avait pas encore été signalé. Croirait-on que la présence d'un cholérique au milieu de cette salle d'hommes jusqu'ici restée intacte, fût une chose complétement indifférente ? Bénie soit donc l'énergie des forces morales !

Dans la seconde invasion du choléra à Vienne en 1831 et 1832, on put y reconnaître trois états, trois temps bien distincts sous le rapport de l'intensité: au début et à la fin, cas légers, parfois douteux, beaucoup de guérisons, la plupart sans l'intervention de l'art; au milieu, au summum, les cas les plus intenses, grande mortalité!

Peu avant le début de l'épidémie, le professeur Wattmann observa une sorte de gangrène, mort locale, dont se compliquaient les ulcères et les

plaies en suppuration, présentant ensuite une grande disposition aux hémorrhagies.

Plus tard, dans le cours de l'épidémie, les poumons, les reins, les
tumeurs hémorrhoïdales, offrirent aussi une semblable disposition aux
hémorrhagies.

Heureux ceux qui ont eu d'abondantes sueurs pendant les prodromes
du choléra, ainsi que nous l'avons déjà dit. Il semble, pensait le Dr B.,
que dans le choléra tout parte des intestins.

Nous inclinons à croire, nous, que le foie et une grande surexaltation
du système nerveux jouent un grand rôle dans le choléra! De là, peut-
être, cette métamorphose (*méta morphè*) du sang à l'autopsie, ainsi que
nous nous en sommes convaincu à Paris; oui, du sang qui semble avoir
subi une sorte de coction!

La deuxième période du choléra constitue la vraie invasion, qui est
signalée par la funeste diarrhée blanche!

Le docteur Bully, dans son analyse approfondie des phénomènes
du choléra épidémique, n'en admet point dans la diarrhée riziforme;
cette diarrhée blanche, qui, lorsqu'on la flaire (ce que nous avons fait plusieurs fois à l'Hôtel-Dieu de Paris), exhale une sorte d'odeur acide, de
pourri; cette diarrhée blanche est aux yeux de l'illustre médecin ci-
dessus, dont la vie entière, toute de courage et de dévouement (il n'aura
pas été seul), a été presque continuellement employée à l'étude des vastes
affections qui déciment les peuples; oui, cette diarrhée blanche est aux
yeux, de ce plus que savant observateur, le caractère pathognomonique
(signe caractéristique d'une maladie) du choléra. Le vomissement n'est
que secondaire.

M. Bully, à la tête d'un des services des cholériques de l'Hôtel-Dieu
de Paris, où nous le suivions, M. Bully, observateur laborieux de tous
les détails et de tous les faits de cette terrible maladie, se refuse à ad-
mettre l'existence d'un choléra spasmodique; il n'en a jamais vu, et il
n'en connaîtrait pas même la possibilité. Il ne faut être qu'homme pour
se tromper, car, quoique originaux, les grands hommes font des fautes
parce qu'ils sont hommes. *Summi sunt homines tamen.* (Quint.)

Les malades qui n'ont point eu la diarrhée caractéristique du choléra
ont rendu dans la troisième période la matière blanche concrétée, ce
qui prouverait que, si cette matière n'a pas été expulsée immédiatement
par les selles, elle n'en a pas moins été épanchée dans l'intestin.

C'est avec la même attention que cet éminent praticien étudiait la
troisième période du choléra; il interrogeait successivement les organes,
les appareils d'organes, ainsi que les fonctions lésées; il remontait aux
causes et à la filiation des symptômes qui résultaient de ces lésions,
après quoi il terminait par un résumé des observations qu'il avait éta-
blies.

Ce qui a frappé les observateurs bien attentifs, c'est que partout où
s'est montrée la grippe, à la suite de laquelle la convalescence est très-
lente et très-difficile, le choléra l'a suivie de près, comme s'il y avait
réellement un lien de causalité entre ces deux sortes de maladies. D'ailleurs, en étudiant la nature de ces deux épidémies, il est impossible de
leur trouver aucune ressemblance.

D'après cela, il est seulement facile de prouver que la simultanéité
de ces deux affections en Europe est une simple coïncidence comme on
en rencontre quelquefois entre plusieurs espèces d'épidémies.

2

Une étude d'un très-haut intérêt est celle des épidémies, maladies qui attaquent dans le même temps et dans le même lieu un grand nombre de personnes, mais dont la cause n'est pas inhérente au lieu.

Lorsque, au contraire, les maladies atteignent çà et là quelques individus isolés, d'une manière spontanée et sous l'influence des causes prédisposantes communes, on les appelle maladies sporadiques.

Lorsque, par le concours de causes locales déterminées ou par le fait d'une cause inconnue, certaines maladies règnent habituellement dans une contrée, et, par conséquent, y affectent un plus grand nombre d'individus que dans un autre lieu non soumis aux mêmes conditions, elles ont les qualités endémiques, maladies indigènes.

Hippocrate (*sect. de Flatibus*) regarda l'air, ec *pabulum vitæ* des anciens, l'air, ce ressort, sorte d'âme si nécessaire à la circulation et, dès lors, aussi à l'indispensable fonction de la respiration comme la source de toutes les maladies.

En admettant que réellement les proportions de l'oxygène et de l'azote contenus dans l'air atmosphérique eussent été reconnues les mêmes sur tous les points du globe, ce qui nous paraîtrait douteux, nous tremblons en songeant aux graves désordres que pourrait produire sur tous les êtres animés l'association de l'acide carbonique en excès !

Quel agent toxique que ce gaz non respirable, augmentant dans les lieux habités (agglomération) et diminuant dans l'air après une pluie !

L'air, cet élément qui influe sur tous les êtres sublunaires, est un fluide léger, assez soumis à l'action des nues qui, en s'abaissant avec plus ou moins de rapidité, le compriment, tout élastique qu'il est, et causent en partie ces vents doux ou furieux qui rafraîchissent nos plaines, ou qui les obscurcissent, par d'immenses tourbillons de poussière.

Les vents, qui sont ses courants, poussent, assemblent les nuages, produisent des météores en transportant, au-dessus de la surface aride des continents, les vapeurs humides des plages de l'atmosphère ; ils créent ces orages (dont la plupart ravagent les Antilles), répandent et distribuent ces pluies qui fertilisent ou qui inondent nos campagnes ; ils sont un obstacle, dit-on, aux mouvements de la terre ; ils agitent la surface des eaux, arrêtent ou précipitent les courants, les font rebrousser, détourner, soulèvent les flots et provoquent ces noires tempêtes qui, parfois, ensevelissent plus que l'Africain et l'Arabe sous des monceaux de sable !

Les vents pestiférés qui soufflent sur les bords du golfe Persique pendant deux mois de l'année, tuent presque subitement les voyageurs enveloppés dans leurs tourbillons, en laissant les cadavres dans un état de gangrène sèche générale. (Chardin, *Voyage en Perse.*)

Les grandes causes des pestes dans le désert de l'espace (et les anciens, qui n'étaient pas des moins clairvoyants, donnaient généralement le nom de peste à toutes les maladies meurtrières), sont les agents des décompositions animales et végétales, les miasmes contagieux, marécageux, etc., qui, le plus souvent, affectent les organes gastriques, mais principalement l'air, l'eau, la chaleur, ou un air chaud et humide (*temporum humiditas putredinis,* etc), d'après ce principe posé depuis longtemps par l'immortel élève d'Hérodicus et sanctionné par l'expérience (*constitutio temporis pestilens, annus austrius et pluvius* (*Morb. popul.,* sect. 3).

La raison pour laquelle on a peu analysé les épidémies et leurs résultats nous paraîtrait se déduire : 1° ou du peu d'étude des œuvres sublimes de l'illustre Hippocrate, ou de leur fausse interprétation, tout le monde ne sachant *græcè et latinè loqui*; 2° de tant de révolutions systématiques et d'autant plus dangereuses dans le plus noble de tous les arts, qu'elles ne sont rien moins propres qu'à enrayer la marche d'une médecine ecclectique et raisonnée et à souffler des nains; 3° d'une classification vicieuse, peu exacte, peu naturelle dans les maladies; 4° du défaut d'une meilleure étude des tissus dans les nécropsies, qui n'offrent pourtant pas souvent (plus ou moins muets qu'ils sont alors) tout ce qui existait à l'état de vie; 5° enfin, d'une grande obscurité dans laquelle s'enveloppent beaucoup d'épidémies, choléra, etc., ce qui, avec raison, faisait dire à Hippocrate qu'il voyait là quelque chose de divin. Mais les choses sacrées ne se révèlent-elles pas aux hommes sacrés? Un philosophe resta convaincu que les connaissances rigoureuses et les résultats absolument exacts étaient refusés à l'esprit humain!

Montaigne (cet homme extraordinaire, qui a sondé avec tant de finesse les plus profonds replis du cœur humain), Montaigne disait : « Les diffi-
» cultés et l'obscurité ne s'aperçoivent en chacune science que pour ceux
» qui y ont entrée; moi, j'y trouve une profondeur et une variété si in-
» finies, que mon apprentissage n'a autre fruit que de me faire sentir
» combien il me reste à apprendre. »

Si les anciens (nos maîtres en bien des choses) raisonnaient moins et s'affichaient moins phraseurs que nous (*non verbis, sed remediis curantur morbi*), ils observaient davantage! et, comme l'a très-bien dit Fernel : s'attacher à bien connaître les causes premières des maladies, c'est la condition sans laquelle le médecin ne peut espérer de les guérir et encore moins de les prévenir.

Hippocrate n'accordait rien au hasard, rien à de vains préjugés (qu'il y en a!), bien moins au superbe empirisme; et son génie, absolument étranger à toute absurde hypothèse, à tout faux système, soumettait sans relâche les faits au creuset d'une rigoureuse et saine expérience.

« La plus riche vie que je sache avoir été reçue entre l s vivants, et
» étoffée des plus riches parties et désirables (Montaigne), c'est celle
» d'Hippocrate; et, d'un autre côté, je ne connais aucuns écrits
» d'homme que je regarde avec autant d'honneur et d'amour. »

L'ignorance des faits est d'autant plus la source de nos erreurs (Buchan. *Med. dom.*), qu'une rencontre est bien difficile entre celui qui écrit d'après son imagination et celui qui écrit d'après les faits. Hélas! combien vrai on a dit que notre existence, talonnée par tant de misères, était assaisonnée de tant de peines physiques et morales que l'art de les supporter devait être l'un des principaux sujets de la méditation humaine.

Les constitutions atmosphériques sont une des principales causes de beaucoup de maladies, même de maladies épidémiques; mais quelle est la nature appréciable de leurs miasmes?...

Quant à l'action de ces constitutions atmosphériques sur l'économie animale, quant à celle de tant de miasmes divers dont l'air est le véhicule colporteur, longtemps encore nous devrons à notre ignorance les limites de notre faible intelligence!

Lorsqu'on a vraiment la vue courte, il est bien facile de s'égarer dans l'immensité de la plaine éthérée!

Cela est d'autant plus vrai, qu'il en est de ces constitutions qui, d'après certaines qualités de l'air, le plus souvent inconnues, assujetties vraisemblablement, comme tous les grands phénomènes de la nature, à des retours périodiques, frappent et affectent si profondément, que leur caractère persiste et se maintient sans changement essentiel pendant plusieurs saisons et même plusieurs années consécutives. Constitutions stationnaires déjà signalées en temps de choléra, comme de nos jours; constitutions qui tiennent le véritable médecin dans de si grandes perplexités, et à la connaissance desquelles il ne peut guère être conduit que par un examen attentif et parfaitement désintéressé de ses malheurs comme de ses succès.

Les passions de l'âme, les faiblesses de l'imagination dont nous avons aussi parlé, portent de grands, de terribles coups sur la région épigastrique; de là ces désordres fonctionnels dont les effets plus ou moins vite disséminés dans l'économie! désordres dans lesquels les immuables lois des sympathies jouent toujours un grand rôle! Aussi Plutarque a dit: « Ne sais-tu pas que l'âme (en grec *psyché*) fait partager ses souf-
» frances au corps? »

Est-il, en effet, quelque émotion vive de l'âme (du cœur ou du cerveau disons-nous, nous,) qui n'opère des changements plus ou moins sensibles dans l'exercice des fonctions vitales? Mais c'est précisément à un excès de joie ou de peine que nous devons ces grands, ces terribles coups, commotion: 1° sur la région épigastrique ; 2° sur l'encéphalum, d'où, trop souvent malheureusement, la cessation définitive de toutes les fonctions dont l'ensemble constitue la vie!

Est-il quelque maladie du corps un peu sérieuse qui ne modifie à son tour les phénomènes de l'intelligence? (Miquel.)

Malheur au médecin qui n'a point appris à lire dans le cœur de l'homme aussi bien qu'à reconnaître l'état fébrile! qui, soignant un corps malade, ne sait pas distinguer dans les traits, dans les regards, dans les paroles, les signes d'un esprit en désordre ou d'un cœur blessé!

Comment pourra-t-il saisir le véritable caractère de ces maladies qui se cachent sous les affections morales? de ces altérations morales qui présentent tout l'aspect de certaines maladies? Comment rendra-t-il le calme à cet esprit agité, à cette âme consumée d'une mélancolie intarissable la quadrature du cercle et le mouvement perpétuel souvent plus faciles à trouver!), s'il ignore quelles lésions organiques peuvent occasionner ces désordres moraux, à quels désordres des fonctions ils sont liés? Comment pourra-t-il ranimer la fleur de la vie dans un corps défaillant ou dévoré par les angoisses, s'il ignore quelles peines il est nécessaire d'assoupir avant tout, quelles chimères il faut dissiper?

C'est au médecin qu'il appartient de porter, près du malade couché dans le lit de douleur, les plus douces et les plus sages consolations; c'est lui qui peut pénétrer le plus avant dans la confiance de l'infortune et de la faiblesse; c'est lui, par conséquent, qui peut verser sur leurs plaies le baume le plus salutaire. Mais, par la même raison, c'est à lui qu'il n'est pas permis d'ignorer la nature et la destinée des malheureux et trop faibles humains; il ne lui est pas permis d'être sans pitié pour des misères ou pour des erreurs qui peuvent devenir si facilement le partage de chacun, de n'être pas indulgent et bon autant que circonspect et raisonnable.

Est-il de plus douce jouissance que d'apaiser ces douleurs sans motif, ces terreurs sans objet? de faire entendre la voix de la raison au sein de tant de perplexités?

Quel est donc, dit Hippocrate, le médecin qui honore sa profession ? Celui qui a mérité l'estime publique *par un savoir profond, une longue expérience, une exacte probité et une vie sans reproche ;* celui aux yeux duquel tous les malheureux sont égaux, comme tous les hommes le sont aux yeux de la Divinité ; qui, loin de faire dire qu'il n'est pas chez lui ALORS QU'IL Y EST, *accourt avec empressement à leur voix sans acception des personnes, leur parle avec douceur, les écoute avec attention, supporte leurs impatiences,* et leur inspire cette confiance qui suffit quelquefois pour les rendre à la vie ; qui, pénétré de leurs maux, *en étudie avec opiniâtreté la cause et les progrès,* n'est jamais troublé par des incidents imprévus, *se fait un devoir d'appeler, au besoin, quelques-uns de ses confrères pour s'éclairer de leurs conseils ;* celui enfin qui, après avoir lutté de toutes ses forces contre la maladie, est heureux et modeste dans le succès, et peut du moins se féliciter dans les revers d'avoir suspendu des douleurs et donné des consolations.

Cette âme consumée d'une mélancolie intarissable, disions-nous ci-dessus, cette âme est la plus grande merveille de l'univers ! (le Dante.)

Le Dante ou Dante Alighieri, l'Homère chrétien, né à Florence le 8 mai 1265, eût dû dire, en parlant de l'âme : la plus grande et la plus incompréhensible merveille de l'univers ! Un tel langage appartient à Lactance, célèbre orateur et apologiste chrétien, né vers le milieu du IIIe siècle de notre ère.

A l'égard d'un tel problème pour longtemps insoluble, écoutons Tertullien dans son chapitre XXII de l'âme : « *Definimus animam Dei flatu natam immortalem, corporalem effigiatam substantia simpl.cem* ». C'est-à-dire : Nous définissons l'âme née du souffle de Dieu, immortelle, corporelle, figurée simple dans sa substance.

Saint Irenée dit dans son livre II, chapitre 34 : « *Incorporales sunt animæ quantum ad comparationem mortalium corporum* ». C'est-à-dire : Les âmes sont incorporelles en comparaison des corps mortels.

Saint Hilaire est plus formel et plus positif dans son commentaire sur saint Mathieu. Il attribue nettement une substance corporelle à l'âme. « *Corporum naturæ suæ substantiam fortiuntur.* »

Dans de telles questions, sur lesquelles nous glissons, et où tant de fortes têtes ont dépensé en vain, jusqu'à faire sauter leurs chaudières, le cerveau, résultat d'un labeur excessif, disons avec Virgile, le plus pathétique et le plus harmonieux des poètes : « *Felix qui potuit rerum cognoscere causas.* » Libre à qui voudra d'aller au détroit de Magellan disséquer des cervelles de Patagons pour connaître la nature de l'âme !

Quant au grand nombre de remèdes, d'agents thérapeutiques que chacun préconise dans le choléra en se trompant d'adresse plus d'une fois, bien que dans les meilleures intentions : « Quand on en vient à » l'application (conférences de feu le professeur Lallemand, notre ancien » maître et ami), c'est-à-dire dans la pratique, il faut se souvenir que l'on » n'est pas appelé pour traiter une maladie, mais un individu de tel tem- » pérament, de tel âge, de tel sexe, qui, dans telle circonstance, a con- » tracté tel changement dans l'état d'un ou plusieurs organes, datant de » telle époque et arrivé à telle période.

» A l'aide de ces distinctions, on conçoit qu'aucun traitement ne peut » être constamment meilleur qu'un autre ; que tous, appliqués à propos, » doivent compter des succès, et que les praticiens qui en comptent le

» plus, sont ceux qui ne rejettent rien de ce qui est utile et varient leur » traitement suivant les cas. »

Combien Galien avait donc raison de dire que la connaissance certaine et entière des tempéraments l'égalerait à un dieu !

Comme il n'y a point dans le corps humain d'organes ni de mouvements inutiles et qu'il s'agit de bien connaître le but, le temps et la mesure de chacun d'eux, tout est bon ou mauvais, à tel degré, à tel être, en tel temps et en tel lieu.

Ars medica tota in observationibus. (Hoffm., *Medic. pract.*)

L'art de guérir (Percy) est pour celui qui l'étudie un long apprentissage de la mort. Il lui rappelle sans cesse que, sous le ciel, tout se succède, tout périt, tout se renouvelle ; il lui enseigne à humilier avec dignité sa pensée devant cette terrible vérité et à se préparer lui-même à subir, à son tour, cette inévitable loi.

Si vous réfléchissez, a dit un grand écrivain, qui pesa de bonne heure les néants de notre songe de vie, aux monstrueux mélanges des aliments, à leurs pernicieux assaisonnements, aux denrées corrompues, aux drogues falsifiées (que ne falsifie-t-on pas depuis trop longtemps?), aux drogues mal préparées, aux friponneries de ceux qui les vendent, aux erreurs de ceux qui les administrent, au poison des vaisseaux dans lesquels on les prépare ; si vous faites attention aux maladies épidémiques engendrées par le mauvais air, parmi des multitudes d'hommes rassemblés (l'haleine de l'homme, qui n'est qu'un composé de misères et de corruption, est mortelle à ses semblables) ; si vous faites attention à celles qu'occasionnent la délicatesse de notre manière de vivre, les passages alternatifs de l'intérieur de nos maisons au grand air, l'usage des habillements pris ou quittés avec trop peu d'attention, de précaution, et tous les soins que notre sensualité excessive a tournés en habitudes nécessaires et dont la négligence ou la privation nous coûte ensuite notre étincelle de vie ou la santé (et, en effet, tous les moments de la vie imposent à tous les hommes l'obligation de veiller sur eux-mêmes et sur ce qui peut leur procurer du plaisir ou de la peine, de s'élancer dans l'avenir, de rentrer dans le passé, de s'arrêter sur le présent, d'avoir toujours les sens alertes, l'âme attentive, le jugement sage et rapide) et dont la négligence, disions-nous, nous coûte ensuite notre étincelle de vie ou la santé ; si vous mettez en ligne de compte les incendies et les tremblements de terre qui consument ou renversent des villes entières, en font périr les habitants par milliers ; en un mot, si vous réunissez les dangers que toutes ces causes assemblent continuellement sur nos têtes, vous sentirez combien la nature nous fait payer cher le mépris que nous avons fait de ses leçons. (Le mélancolique et immortel J.-J., *Disc. sur l'orig. et les fondem. de l'inégalité parmi les hommes.*)

Écoutons un moment cet homme du XVIIIᵉ siècle, qui fut le plus éloquent et le plus malheureux : «Me voici donc seul sur la terre, n'ayant plus de frères, de prochain, d'ami, de société que moi-même ; le plus sociable et le plus aimant des humains en a été proscrit par un accord unanime». Tel est le début de la première promenade de J.-J. ; plus loin il ajoute : «Pouvais-je me croire tenu (sans le moindre doute) pour un monstre, un empoisonneur, un assassin ; que je deviendrais l'horreur de la race humaine et le jouet de la canaille ; que toute salutation que me feraient les passants serait de cracher sur moi ; qu'une génération tout entière s'amuserait, d'un accord unanime, à m'enterrer tout vivant ? »

Mais, hélas! loin de mettre à profit tant de bonnes leçons, soutenus par l'insouciance et par l'espérance, nous plongeons tous dans l'avenir avec une confiance sans bornes, et ce n'est que trop tard que chacun dit: *Me pœnitet!*

Ô espérance! confiance! songe de l'homme éveillé, doux sentiment, amie inséparable, c'est toi qui fais supporter le poids de la vie au sein même de l'infortune: que ton pouvoir est divin! tu viens encore couvrir d'illusions le moment qui doit voir s'éteindre la dernière étincelle du feu qui nous anime!

Dans cette vie passagère, hôtellerie où l'homme ne loge pas même un jour, veillons (dans *Homère*, Nestor avertit Agamemnon de veiller toujours et de ne s'endormir pas); oui, veillons, prions, vivons en frères, et loin de ne cesser de nous entre-tuer sur les divers points du globe d'un accord unanime, déclarons une guerre acharnée à tant de vices, à tant de désordres, de corruptions, à tant d'abus, tant d'indécences, à tant de crimes que nous rappellerons en terminant, à tant de milliards d'insectes voraces destructeurs des productions de la terre, n'oubliant pas surtout l'horreur de la mouche domestique qui portait les Grecs et les Romains à invoquer leur divinité Myagrus (chasse-mouche) pour les délivrer de cette horrible peste d'insectes diptères auxquels nous offrons cet hommage :

> De tous les fléaux qui empestent le monde.
> Il en est un surtout qui mérite attention ;
> Si j'étais maître de la terre de l'onde.
> De l'infernale mouche, j'aurais vite raison !

En mettant ainsi le plus prompt terme à tout ce qui, malheureusement, commande les châtiments de l'Eternel, marchant moins, dès lors, sur les traces de l'ancienne Ninive (Nino), capitale de l'Assyrie, fondée par Nemrod, n'ayant donc point à redouter la voix du prophète Jonas dans son ineffable bonté, Dieu, nous honorant de ses grâces, daignerait nous délivrer plus que du fléau dévastateur actuel (le choléra), qu'il connaît mieux que nous! Mais comment saisir toutes les rênes invisibles de la nature humaine, pour lui ménager des routes plus sûres et éteindre chez elle le foyer de tant de passions!

On ne dérobe pas en vain les secrets de la nature, car elle est trop sage pour se laisser surprendre, et ce n'est que dans un commerce simple et *religieusement soutenu* qu'elle nous admet dans ses confidences en nous initiant plus ou moins dans ses mystères; car il est et il sera longtemps impossible à l'homme de découvrir toutes les différentes fins que Dieu s'est proposées dans la structure de l'univers, idée qui étonne et lasse l'imagination lorsqu'elle veut l'approfondir!

Le dernier mot d'une plume faible mais libre et sans prétention aucune: « Ne faire sa cour à personne et n'attendre d'éloges de qui que ce » soit, est le plus naturel état de l'homme. » (La Bruyère.)

Où donc l'insensé, le téméraire, oublieux stupide des lois éternelles qui régissent et l'univers et nous-mêmes, qui, abusant de tant de manières diverses de son trop de liberté, ne reconnaîtrait que du haut des cieux les actes de tous les humains étant religieusement inscrits, ne sauraient passer inaperçus sous les yeux de l'Eternel!

On ne saurait trop redire à de tels êtres qu'il y a incontestablement une divine, une souveraine sagesse, qui a tout produit; que c'est par sa puissance que tout se soutient et se meut dans l'espace illimité qui nous

environne, sagesse qui voit tout, qui sait tout, et qu'il ne faut pour s'en
convaincre qu'ouvrir les yeux et les porter attentivement sur les merveilles de la nature ! Et, en effet, que les choses célestes sont admi-
rables !

Quanta est admirabilitas rerum cœlestium ! (Cic.)

Les feux souterrains qui embraseront des villes entières ; les cataractes
du ciel qui submergeront encore la race humaine ; les orages ; les tremblements de terre, la peste, la famine, les maladies, portant comme déjà
et sur l'homme et sur les productions de la terre : sur l'homme, dont
les travers et les vicissitudes sont l'apanage ; sur l'homme, qui, loin
de commander à la nature, en est et en sera toujours l'esclave !

La douleur, qui est un siècle, et la mort un moment, et ce déluge d'in-
fâmes actions qui inonde la société, sont autant de preuves de la méchanceté et de l'impiété d'un trop grand nombre d'hommes, enfants de
la poussière, qui, loin de vivre en bons frères, fruit de l'union, de
l'ordre et de l'accord, ne cessent, ainsi que nous l'avons dit, de se tromper de toutes les manières et de s'entre-égorger !

Le malheur et les vices ont commencé avec le monde que Platon quitta
avec mépris ; nos aïeux s'en sont plaints, nous nous en plaignons, et la
postérité la plus reculée ne s'en plaindra pas moins ! Aussi l'éternel
géomètre de l'univers, quoique tout bonté, tout sagesse infinie, nous
punit-il avec raison, en rendant malade plus que la vigne et en nous
frappant dans nos plus chères affections.

L'abbé Neslier, curé d'Etrépigny, près Rocroi (Champagne), ville
forte alternativement brillamment défendue en 1643 par le grand
Condé contre la célèbre infanterie espagnole, et prise en 1653 par le
même prince à la tête des mêmes Espagnols précédemment par lui
vaincus ; l'abbé Neslier, avons-nous dit, avait écrit sur l'enveloppe
d'un des trois exemplaires adressés à ses paroissiens, ces paroles remar-
quables : « J'ai vu et reconnu les erreurs, les abus, les vanités, les
» folies, les méchancetés des hommes. Je les hais et déteste ! Je n'ai osé
» le dire pendant ma vie, mais je le dirai au moins en mourant. »
Pourquoi craindre de dire, de son vivant, que la conscience est pour les
méchants un bourreau sans cesse armé de remords, et qui, dans tous
les instants de la vie, fait sentir au scélérat combien ses traits sont per-
çants ? Le ciel est le consolateur des affligés et l'effroi des coupables !
L'onde s'enfle ! ô homme affreux, pervers, que Dieu châtiera ; hypo-
crite, égoïste, sans mœurs, sans religion, ton ambition (passion qui
tourmente la plus grande partie du genre humain), tes injustices, tes
horribles forfaits, tes noires calomnies, (monstre ténébreux que la
calomnie désolant la terre : *Maxima clarissimaque virtus non est tuta
adversus a calumnia*), tes ingratitudes, tes indélicates convoitises du bien
d'autrui (tache dont on ne se lave jamais, mais dont l'honnête homme
n'est pas toujours dupe), tes illusions, partage des esprits faux et super-
ficiels, tes fausses amitiés, tes tardifs remords, enfin toutes ces noires
et répulsives images, tes hideuses compagnes dans le songe de la vie
d'emprunt, t' soustraient d'autant moins aux ciseaux des Parques (dans
l'urne desquelles tous nos noirs billets voltigent et s'échappent sans
cesse) qu'ils vont aussi vite que la navette qui tisse tes draps mor-
tuaires, aussi vite que les heures, les jours, les mois et les années jouant
autour de l'horloge comme ses enfants !

O vérité céleste, qui seras de tous les temps et de tous les pays, qu'il

en coûte pour te découvrir, te publier, te faire aimer! La vérité (saint
Jérôme) est contente du petit nombre de ceux qui l'aiment, et ne craint
point la multitude de ceux qui l'attaquent!

*O magna vis veritatis, quæ contra hominum ingenia, calliditatem, so-
lertiam facilè per se ipsa defendat* (Cic.). Oui, que la vérité a de force! elle
se défend d'elle-même contre la finesse et les ruses des hommes!

Mais la vérité est empreinte dans les cieux; l'impie, seul, nierait ce
que l'univers reconnaît et adore! *Facta loquuntur!*

O roi suprême, *mens Divina*, dont on ne saurait jamais parler avec
assez de majesté, d'élévation et d'éloquence; ô vous, grand Dieu, sou-
verain génie de la nature, qui ne cessez d'inspirer l'amour du vrai, du
beau; dans les cieux, sur la terre, sur l'onde, rien ne se fait, ne se
produit sans vous, Seigneur, excepté le mal qui, sortant du cœur des
méchants, rompt la grande harmonie du monde; ô vous, enfin, de qui
l'espace est le temple, de qui la terre, la mer et les cieux sont l'autel,
que le concert unanime de tous les êtres qui en sont dignes vous célèbre, et que l'encens de toute la nature s'élève vers vous avec un bonheur
extatique!

Un instant de religieuse attention à cette nerveuse et attendrissante
éloquence d'une âme d'élite : « Que la nature est belle! qu'elle plaît à
l'homme sensible! que les palais, les temples, sont tristes auprès d'elle!
ils ont beau être vastes, élevés, somptueux, on voit toujours qu'ils sont
l'ouvrage d'un être dont le pouvoir est borné. Oui, Dieu puissant, il n'y
a rien de grand que ce que vous avez créé; que sont les villes les plus
fameuses, les monuments les plus extraordinaires? que sont les pyra-
mides orgueilleuses de l'Egypte auprès des plus petites montagnes?...
O homme! rougis de l'œuvre de tes mains (bien qu'utiles pourtant);
elle atteste ton impuissance et ta présomption.

» Au milieu des villes, je suis presque toujours insensible et froid,
ou si quelque objet y excite mon admiration, la réflexion qui suit la
détruit bientôt; mais, au sein de la nature, je n'éprouve rien de semblable; tout ce qui m'entoure me charme et m'étonne de plus en plus :
l'immensité des cieux, la vaste étendue des mers, la hauteur de ces
monts, dont la cime disparaît dans les nues, ces coteaux verdoyants,
ces vallées profondes, ces champs spacieux, enrichis d'arbres, de fleurs
et d'animaux de toute espèce; ces milliers d'étoiles, qui sont autant de
flambeaux destinés à éclairer l'espace, et qui contrastent avec cet astre
argentin, cet astre des ruines, dont la couleur douce et pâle fait naître
les idées les plus singulières, les plus mélancoliques, et souvent même
les plus sublimes. Mais que deviens-je, à l'aspect de cet orbe de feu,
dont l'éclat force l'homme orgueilleux à baisser les yeux, et qui, en portant la chaleur et la vie jusque dans les lieux les plus déserts, les plus
ignorés (car combien d'inconnus!), semble être le trône où réside l'auteur de toutes choses? Oui, c'est Dieu qui habite au sein de ce globe
d'or! Oui, c'est son éclatante majesté qui m'éblouit; oui, c'est bien là
qu'il réside aussi, cet être immense, incompréhensible, qui ne se fait
connaître que par ses bienfaits! Oui, Dieu tout-puissant, je vous con-
temple plus que dans cet astre, où je découvre, de même que dans la
lune, votre face auguste; oui, c'est en vain que vous voudriez vous
dérober à mes faibles regards; je vous vois, ô mon Dieu, et partout je
me prosterne et vous adore! »

Combien l'âme s'élève en parlant de la grandeur de Dieu! Est-il, en effet, un plus sublime sujet! Dieu, seul, se comprend lui-même; si nos faibles esprits veulent remonter à cet Etre impénétrable, ils n'ont que des termes humains pour exprimer une essence divine. Nos embarras augmentent du moment où nous voulons scruter ses desseins suprêmes! Nous balbutions, nous nous trompons, erreur qui est inévitable, et nous raisonnons en hommes des ouvrages d'un Etre qui n'agit qu'en Dieu! Les philosophes nous diront comment les astres dirigent leurs courses, bien qu'ils ne sachent se connaître eux-mêmes!

Maintenant, avec le calme imperturbable du célèbre écrivain Fontenelle, témoin du gros des révolutions de l'esprit humain, et en style aussi peu mordant que celui du bel esprit du XVIIe siècle et philosophe du XVIIIe, tout atomes que nous sommes sur le globe, puisqu'un nain a des yeux, osons nous adresser à quelques petites têtes sous de grands bonnets; pesons, évaluons un peu les talents de ces esprits transcendants, et nous nous convaincrons peut-être qu'il y a plus de cailletage et de prestige dans la subtilité de leur théorie que de valeur réelle et de prix intrinsèque.

L'ordre, la méthode, disent ceux qui en ont peu et dont la chair est comme pétrie d'amour-propre, sont une des plus grandes difficultés de cet art d'écrire dû aux Phéniciens, et beaucoup plus aisé que celui de penser; mais il n'est pas donné à tout le monde d'écrire avec l'élégance d'un Racine; non plus tout le monde n'a pas cette espèce de vigueur qui imprime un mouvement rapide à l'esprit et donne du nerf aux idées, dont nous ne sommes pas toujours les maîtres absolus; qui plus est, les personnes les plus instruites, manquant parfois d'un goût sûr, ne distinguent pas toujours les diamants vrais d'avec les faux!

Du reste, nous ne serons pas seuls à répondre aux persécuteurs de la pensée humaine, desquels nous n'admettrions qu'une critique saine et éclairée; que de personnes, d'ailleurs, de beaucoup d'esprit en sont souvent incapables par paresse, par timidité, par trop de vivacité, ou même faute d'une certaine étendue d'esprit qui, quoique pénétrant, fécond et capable de produire beaucoup de bonnes pensées, doit encore, à ce défaut d'étendue, de ne pouvoir envisager ensemble et comme d'un coup d'œil toutes ses pensées, néanmoins utiles, pour leur donner un arrangement convenable et en construire un édifice régulier.

Néanmoins dirait-on que certains législateurs en médecine (qui croient avoir quelque intelligence secrète avec l'âme universelle et divine, ne se manifestant qu'à eux seuls) voudraient astreindre ceux qui leur sont inconnus à leur manière de voir! Mais le ton magistral de ces imaginations extraordinaires autant que sédentaires, de ces génies ardents, disons inconcevables, en qui tout semble pétiller, étinceler, et auxquels on apprendrait, avec le secours de la véritable grammaire, l'ignorance de celles qu'ils professent, est absolument d'un sort pareil à celui des fusées qui, s'élevant en grand éclat, tombent vite, éteintes et amorties! Allez donc à la postérité avec un si gros bagage!

Le ton avec lequel tous ces jolis petits insectes (nous sommes plus jolis (Sévigné); mais les anciens — dont Boileau, Racine et Mme Dacier soutenaient la prééminence — étaient plus beaux!), tous ces jolis petits insectes, usurpant dans l'opinion publique, le plus souvent à la faveur des ailes du commérage, n'en imposent qu'aux esprits vulgaires, pétris de foi robuste, mais malheureusement aveugles admirateurs qui accablent d'éloges un trop grand nombre de phaétons au lieu de satisfaire aux frais de leur agonie par un *fiat lux* et un *requiescant in pace,* du moment où ils se précipitent d'eux-mêmes dans le fleuve Padus, en grec Eridan! *Nam multi sunt vocati, pauci verò electi?* Aussi Cicéron a-t-il dit avec raison : *In morbis corporis, ut quisque est difficillimus, ita medicus nobilissimus atque optimus quæritur,* c'est-à-dire : On a recours au plus habile médecin dans les maladies qui sont les plus difficiles à guérir.

A l'ombre d'une discrète liberté, secouons donc un peu l'arbre des préjugés (à quels excès ne se porte pas l'esprit humain quand il est fortement épris des erreurs qui le charment!); affranchissons-nous de l'esclavage de tant d'opinions humaines; ouvrons entièrement notre cœur à ces sentiments de bienveillance qui, plus souvent, devraient animer tout homme destiné par état à servir ses semblables, et n'oublions jamais que, du plus mauvais écrit, Pline le Jeune en détachait toujours quelque fruit!

D'un pinceau faible, mais vrai, nous n'avons cherché qu'à représenter ici les choses telles qu'elles sont. Du reste, Dieu juge du fond des cœurs, de ceux surtout offrant le témoignage d'une bonne conscience et le souvenir du bien qu'ils ont fait!

De toutes les vertus, aucune n'honore plus que l'humanité; mais rien aussi ne marque plus la bassesse du cœur que la disposition contraire!

C'est ainsi que bien des erreurs se perpétueraient d'un bout de monde à l'autre, s'il ne se trouvait quelque bonne âme qui, amie de la vérité, eût assez de courage pour les arrêter en chemin!

Comme il faut un terme en bien des choses, la mort met fin à nos peines et à nos misères! *Mors laborum et miseriarum est quies.* (Cic.).

Mais, mourir sans avoir produit!.... Mourir, et ne pas laisser trace d'homme!.....

Cette, janvier 1867

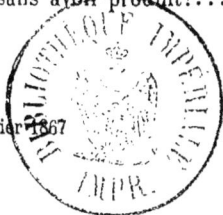

Le docteur VERNEY.

Montpellier, imprimerie GRAS. — 8942.

126

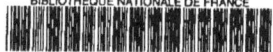

www.ingramcontent.com/pod-product-compliance
Lightning Source LLC
Chambersburg PA
CBHW031416220326
41520CB00057B/4376